CONTRIBUTION A LA DÉFENSE SOCIALE
CONTRE LE PÉRIL VÉNÉRIEN

La Démoralisation de l'Idée sexuelle

PAR

M. LE Dr QUEYRAT

MÉDECIN DE L'HÔPITAL COCHIN

PARIS

J. RUEFF, ÉDITEUR

106, BOULEVARD SAINT-GERMAIN, 106

1902

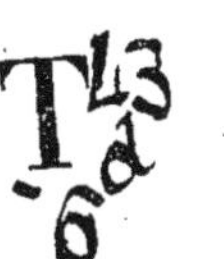

CONTRIBUTION A LA DÉFENSE SOCIALE
CONTRE LE PÉRIL VÉNÉRIEN

La Démoralisation de l'Idée sexuelle

PAR

M. LE DR QUEYRAT

MÉDECIN DE L'HÔPITAL COCHIN

Mémoire lu à la *Société française* de *Prophylaxie sanitaire et morale* le 10 octobre 1902.

PARIS
J. RUEFF, ÉDITEUR
106, BOULEVARD SAINT-GERMAIN, 106

1902

La Démoralisation de l'Idée sexuelle

De tous les problèmes sociaux qui angoissent notre douloureuse humanité, il n'en est pas de plus triste, de plus poignant, de plus difficile à résoudre que celui de la lutte contre le flot montant des maladies vénériennes.

Considérée pendant longtemps — sous l'influence de l'esprit religieux — comme sans importance et méprisable en soi, la question des affections vénériennes est apparue, tout au contraire, au fur et à mesure des progrès de l'esprit scientifique et des préoccupations hygiéniques, comme une question *primordiale*, je dirai même *vitale*, pour tous les peuples et tous les pays.

Si l'on songe, en effet, aux lésions sans nombre qu'engendre directement ou indirectement la syphilis, (taches, tumeurs, ulcérations, perforations, cicatrices; lésions de l'appareil respiratoire, du tube digestif, du foie, des reins, des testicules, des os, athérome artériel, anévrismes de l'aorte, gommes du cerveau et des méninges, ramollissement cérébral, paralysie générale, tabès, lésions de l'œil, (et j'en passe); avortements répétés et, au point de vue de la descendance, lésions multiples de cette syphilis héréditaire, si remarquablement étudiée, si bien mise en pleine lumière par M. le professeur Fournier; et ayant comme conclusion la déchéance de la race, l'athrepsie, l'infantilisme, l'arrêt du développement cérébral); si l'on y joint les méfaits de la blennorrhagie (cystite, épididymite, trop souvent double, avec la stérilité comme conséquence ordinaire, abcès, rétrécissements de l'urèthre, infiltration d'urine, néphrite, ophthalmie, rhumatisme, laissant trop souvent après lui des douleurs, des raideurs et de l'ankylose; chez la femme — outre les complications qui lui sont communes avec l'homme — la vaginite, la métrite, la salpingo-ovarite avec, en perspective, la stérilité, des abcès, des interventions chirurgicales graves); quand on songe, dis-je, à toutes ces innombrables, dangereuses et parfois terribles conséquences, on se demande comment il a fallu attendre jusqu'à ce jour pour voir s'organiser, au nom de la morale, de l'hygiène et de la santé publique, une croisade qui, je l'espère, sera effective contre la menace, sans cesse grandissante, de ces redoutables affections.

A bien y réfléchir, on voit que si ces affections vénériennes ont pu exercer tant de ravages et faire de si terribles et continuels progrès, cela tient, en grande partie, à ce que, jusqu'à présent, on s'est trop peu soucié *et d'hygiène et de morale sexuelle*. Bien au contraire, *les conventions mondaines et les préjugés sociaux, la législation, la littérature, la religion même*, concourent, dans un regrettable accord, à démoraliser l'idée sexuelle. C'est dans cet ordre que j'étudierai ces facteurs de démoralisation, indiquant, chemin faisant, et dans des conclusions générales, les remèdes qu'on peut, qu'il faut y apporter.

I

Les conventions mondaines et les préjugés sociaux constituent une cause de démoralisation sexuelle des plus puissantes et on ne saurait s'y attaquer avec assez d'énergie. Combien de jeunes gens, combien d'hommes, droits et honnêtes, se sont laissés entraîner, laissés pervertir et d'ordinaire, par suite, infecter, uniquement pour sacrifier à ces conventions et à ces préjugés.

Le premier de ces préjugés, c'est qu'un jeune homme avant de se marier *doit*, comme on dit, « *connaître la vie, doit s'être amusé.* » Rien de plus ridicule, rien de plus préjudiciable aussi bien à la morale qu'à la santé : à la morale, parce que c'est un encouragement direct à la prostitution; à la santé, parce qu'en faisant connaissance avec la vie, les jeunes gens font connaissance en général avec la blennorrhagie ou la syphilis, quelquefois avec les deux. Il importe que chacun de nous, moralistes comme médecins, fasse une campagne énergique dans sa sphère d'influence, grande ou petite, contre cette malfaisante sottise; il faut dire, il faut répéter à satiété que *la chasteté n'est chose ni mauvaise, ni ridicule, ni déshonorante pour les jeunes gens, tout au contraire;* il faut proclamer bien haut que *la continence n'est pas chose si difficile à réaliser,* au moins pendant plusieurs années, et beaucoup d'entre nous connaissent des hommes, dans la force de l'âge et de la puissance virile, qui, par principe de morale ou par un sentiment de profonde affection pour leur femme ou leur fiancée, sont restés chastes trois, quatre, cinq ans et même davantage. L'opinion courante, à savoir que la continence ne peut être observée, n'a en somme pour origine que le désir des libertins d'excuser leur lubricité et de pouvoir lui donner libre carrière. Et même, à tout prendre, si la continence peut avoir des inconvénients, que sont-ils, mis en balance avec les inconvénients, avec les dangers autrement graves de la syphilis et de la blennorrhagie?

En réalité, ce qu'il faut obtenir, *c'est que les jeunes gens se marient vierges.* L'opinion que je viens d'émettre est en telle contradiction avec les idées courantes, avec la morale conventionnelle, qu'elle fera peut-être sourire beaucoup de mes auditeurs : ils auront tort. Pourquoi donc, je vous le demande, ne pas exiger du jeune homme ce qu'on exige de la jeune fille? Que dirait un homme s'il savait que celle qu'il a épousée a passé par les bras de cinq, dix, trente individus, avant de devenir sa femme? Imaginez-vous, alors, quels doivent être les sentiments et les pensées d'une jeune femme, lorsque, par suggestion rétrospective, elle se figure les scènes d'amour par lesquelles a passé son mari!

Je suis persuadé, quant à moi, qu'un ménage ne peut être vraiment à l'unisson, ne peut être véritablement heureux que si les deux époux se sont mariés vierges, l'un et l'autre. Je les vois vivant dans une sécurité absolue, sans soupçons, comme sans mystère, n'ayant l'un par rapport à l'autre aucun jardin secret, rien à savoir, rien à cacher, et je vous le demande, une telle perspective de bonheur profond, de sécurité aimante ne vaut-elle pas quelques heures d'épilepsie charnelle, aussi passagère que vénale? Il faut tenir compte, cependant, de ce fait que toute fonction organique demande son accomplissement et, comme corollaire à cette première proposition : que le jeune homme doit se marier vierge, j'en joins immédiatement une seconde *c'est qu'il doit se marier de bonne heure.*

En France, les parents empêchent leurs fils de se marier jeunes : il faut, comme ils disent, « *attendre d'avoir une position* » (ce qui s'acquiert rarement avant 30 ou 35 ans); combien en est-il qui atteignent cet âge sans avoir été infectés?

Réciproquement, les parents d'une jeune fille ne veulent lui laisser épouser que quelqu'un dont l'avenir est assuré, et entre un homme jeune, robuste, vaillant, intelligent, mais sans grandes ressources, et un petit commerçant borné, âgé, usé par la débauche, ils n'hésiteront pas : ils donneront leur fille au petit commerçant; « il a une position » et pour eux tout est là. Il n'est pas de mois où l'on n'ait à enregistrer des suicides de jeunes filles que l'on a voulu empêcher de se marier suivant leur cœur, sous prétexte que leurs fiancés, âgés de 22, 23, 24 ans, étaient trop jeunes...

Je reviendrai, un peu plus loin, au chapitre de la législation, sur ce despotisme véritablement excessif et parfois barbare, exercé, au nom de la loi, par les parents sur leurs enfants; mais je veux insister, dès à présent, sur l'avantage considérable qu'il y aurait au point de vue de la morale, de la santé, comme aussi de la race, à marier les jeunes gens de bonne heure. Ce serait autant de terrain de gagné sur la démoralisation, sur la prostitution, sur les maladies vénériennes et, au point de vue de la descendance, il me suffira de rappeler combien les enfants procréés par des pères âgés, usés, fatigués ou syphilitiques, sont souvent des êtres chétifs et malingres, pour qu'on voie ce qu'il faudrait espérer des qualités physiques et intellectuelles d'une race française issue de ménages dans la force de l'âge et de la santé. Et qu'on ne vienne pas me dire qu'un jeune ménage sans grandes ressources péricliterait : ce sont là des raisonnements de petits bourgeois routiniers et timorés. Qu'on ne me dise pas que les Français ne pourraient pas triompher des difficultés de la vie tout aussi bien que les Russes, les Anglais, les Américains. Bien au contraire, la nécessité de la lutte pour l'existence stimulerait leurs qualités natives et, au lieu d'une nation qui menace de s'abâtardir dans la recherche des situations toutes faites et dans l'oisiveté des bureaux, nous aurions bientôt une jeune France pleine d'entrain, de sève et d'initiative. . . . .

Donc, en ce qui concerne les jeunes gens, *qu'on les garde purs, qu'on les marie jeunes* et j'ajoute *qu'on en fasse des maris qui ne trompent pas, qui ne mentent pas.* En effet, à côté de ce premier préjugé qu'un jeune homme doit avoir, suivant l'expression consacrée, *jeté sa gourme* avant de se marier, à côté de ce deuxième préjugé qu'un jeune homme *doit seulement se marier lorsqu'il a une position,* il en existe un troisième, plus funeste encore, c'est *qu'une fois marié, l'homme n'est nullement tenu à la fidélité vis-à-vis de sa femme, et qu'il est tout naturel qu'il la trompe : cela n'a pas d'importance.* Quand je me trouve en présence d'un de ces maris qui font parade de leurs bonnes fortunes extra-conjugales, je manque rarement de lui demander : « Mais, mon cher Monsieur, si votre femme agissait de même à votre égard, qu'est-ce que vous diriez? » Presque toujours mon interlocuteur pâlit, blêmit, à cette seule pensée, et déclare qu'il saurait tirer de sa femme un châtiment exemplaire.

« Alors, Monsieur, puique cette action vous paraîtrait tellement criminelle si elle était commise par votre femme, pourquoi la commettre, vous, vis-à-vis d'elle? »

C'est qu'en effet on ne me fera jamais admettre qu'il puisse exister deux morales, une pour l'homme qui a le droit de tout faire, de commettre toutes les infidélités, tous les mensonges sans cesser de se considérer et d'être considéré par les autres comme un honnête homme, tandis que la femme, sans en faire davantage, et même en en faisant moins, devient une créature indigne, méprisable et méprisée. Il faut rompre avec ces préjugés. *Il faut la morale égale, il faut les responsabilités égales aussi bien pour l'homme que pour la femme.*

Une autre circonstance où les conventions mondaines viennent faire œuvre de démoralisation sexuelle profonde est la suivante : supposons un ménage comme il y en a tant, qui s'est uni sans grand amour de part ni d'autre, qui a fait ce qu'on appelle un mariage de convenances. Après quelques années, l'un des deux conjoints s'aperçoit qu'il aime en dehors de son ménage, qu'il s'agit là d'un sentiment d'amour vrai, profond, impérieux, irrésistible; quelle conduite doit-il tenir vis-à-vis de l'autre époux? La morale conventionnelle répond : *ne rien dire* et (ainsi que me le déclarait un grave confrère, à qui je soumettais ce problème) *s'arranger discrètement sa petite affaire*. Eh bien, Messieurs, même dans le cas où un pareil arrangement serait possible, j'estime qu'une telle existence est une honte et une lâcheté et le malheur est qu'on puisse l'observer dans beaucoup de ménages où, derrière une façade en apparence toute d'honneur et de respectabilité, se cachent l'adultère et le mensonge à jet continu. J'estime, quant à moi, que *chaque époux a droit, avant toute chose, de la part de son conjoint à la vérité, à toute la vérité*, et, pour reprendre l'exemple que je citais tout à l'heure, si l'un des époux se trouve aimer en dehors de son ménage, il doit le déclarer à son conjoint, et le mariage, au lieu de rester une malpropre hypocrisie, doit prendre loyalement fin par le divorce : je vais y revenir dans un instant.

Un dernier préjugé, couramment accepté, c'est que la femme est une sorte de *proie amoureuse* offerte à la salacité de l'homme qui peut en disposer, comme et quand il veut, sans encourir jamais aucune responsabilité. Est-il rien de plus révoltant que cette histoire, banale à force d'être fréquente, de l'homme qui séduit une jeune fille et l'abandonne ensuite flétrie, souvent sur le point d'être mère, et pendant que le séducteur sera reçu partout, parfois même regardé par les autres hommes, à cause de ce succès féminin, avec des yeux d'envie, sa victime honnie, méprisée, repoussée de toutes parts, n'aura qu'une alternative : le suicide ou la prostitution, car si elle veut faire appel à la justice, la justice lui répondra que la loi est sans action contre les séducteurs et que la recherche de la paternité est interdite.

Quelquefois, car il n'est pas de pire ennemi pour la femme que la femme elle-même, quelquefois, dis-je, la séduction de la malheureuse aura été complotée d'avance par une honnête mère de famille, qui, pour retenir son fils auprès d'elle, ou même seulement pour procurer à ce fils d'agréables vacances, se choisit une jolie femme de chambre et met tout en œuvre pour que celle-ci se laisse séduire; puis, si la pauvre jeune fille devient enceinte, l'honnête maîtresse de maison la jette à la porte en criant à l'immoralité ! Si ce n'est pas le fils, ce sera le père de famille, homme respectable et respecté, soutien de la société, qui poursuivra de ses assiduités la malheureuse servante. Est-elle dans une grande maison ? ce sera le maître d'hôtel qui, sous peine de renvoi, exigera d'elle le droit de jambage. La jeune fille est-elle dans un atelier, ce sera le patron qui l'obsèdera de sa lubricité, et notre éminent collègue M. Brieux, dont je veux saluer ici le beau talent et les généreuses idées, en a tracé un tableau frappant et malheureusement trop exact dans sa belle et poignante pièce de *Petite amie*.

Et, puisque je parle de théâtre, savez-vous ce qui passe presque toujours lorsqu'une jeune fille ou une jeune femme demande à entrer dans un théâtre? Eh bien! — ce sont des directeurs de théâtre, des acteurs, des actrices qui me l'ont affirmé — cette jeune fille, cette jeune femme, à moins qu'elle n'ait de la fortune, ne sera admise qu'à la condition de se prostituer et de passer sous les fourches caudines du directeur, du régisseur, du jeune premier, de l'auteur, du critique, sans compter les autres...

Et quel recours peut avoir la femme contre une pareille chiennerie? Aucun : il faut qu'elle se soumette, il faut qu'elle s'avilisse, qu'elle se prostitue, ou qu'elle meure de faim. Vraiment, Messieurs, n'est-ce pas une ignominie que de voir les choses se passer ainsi, du haut en bas de l'échelle sociale, au xxe siècle, et cette traite des blanches qui se pratique quotidiennement sous nos yeux et jusque dans nos maisons mêmes, ne sera-t-elle pas enrayée, ne sera-t-elle jamais punie comme elle mérite de l'être! Est-il admissible que la femme, bien loin d'être protégée contre la prostitution, y soit poussée, au contraire, de tous côtés, par toutes sortes de complicités inavouées et véritablement inavouables?

Parlerai-je encore du trafic sexuel qu'exercent les dispensateurs d'une décoration, d'un avancement, d'une nomination vis-à-vis des femmes qui viennent les solliciter!

Mais il n'est pas besoin de franchir les murs d'un atelier, d'un théâtre, d'une Administration, d'une Faculté ou d'un Ministère, ni même celui de la vie privée, pour voir s'étaler cette provocation incessamment faite par l'homme à la démoralisation et à la prostitution de la femme : il n'y a qu'à sortir dans la rue. Il m'en coûte de le dire, et j'en rougis pour nous, ceci a lieu presque exclusivement en France et surtout à Paris. Nous y voyons en effet, à chaque instant, le long des trottoirs, dans les magasins, aux stations d'omnibus et jusque dans les églises, des messieurs de tout âge obséder de leurs propositions malpropres, de leurs paroles obscènes, de leurs gestes lubriques, les jeunes femmes, les jeunes filles, les fillettes même, tellement que, tandis qu'à Londres, à New-York, à Pétersbourg, à Bruxelles, une jeune fille peut aller et venir, en toute tranquillité, en toute sécurité, à Paris une mère de famille n'ose pas laisser sortir sa fille, même déjà grande, sans qu'elle soit accompagnée. Ce sont des habitudes tellement françaises, qu'un étranger qui sera parfaitement correct en Angleterre ou en Russie, se mettra, dès qu'il aura le pied sur le sol français, à suivre les femmes dans la rue et à leur tenir des propos inconvenants : il sait qu'en France, c'est admis, que c'est même réputé de bon ton... Ce sont des habitudes tellement françaises qu'au Congrès international de la Presse, qui s'est tenu à Berne, en juillet dernier, un journaliste parisien, oubliant qu'il se trouvait dans une ville qui se respecte et qui tient à ce que les femmes soient respectées et ayant voulu poursuivre de ses paroles enflammées les jeunes passantes, se fit conduire au poste, où un groupe de ses collègues fut obligé d'aller le réclamer (*Cri de Paris*, 3 août 1902).

Cette provocation à la débauche, à la démoralisation de la femme dans la rue s'exerce en coupe réglée à l'égard des ouvrières. A la sortie des grands ateliers, des grandes maisons de modes ou de couture, vous pouvez voir chaque jour, postés comme des oiseaux de proie, des jeunes gens, des hommes mûrs, des vieillards, d'aspect souvent fort respectable, qui poursuivent de leurs propos libertins, de leurs paroles menteuses, de leurs promesses dorées, les jeunes et jolies ouvrières, d'autant plus faciles à tenter qu'elles sont en général pauvres. Et tandis que la police réserve sa surveillance et ses rigueurs pour la femme qui racole, elle laisse en toute tranquillité l'homme racoler, provoquer, prostituer les femmes dans la rue.

Remarquez, d'autre part, que nombre de ces *marcheurs*, jeunes ou vieux, sont des syphilitiques, plus souvent encore des blennorrhagiques, et que si la femme qu'ils pourchassent a la faiblesse de les écouter, elle contracte la syphilis ou la blennorrhagie, ou même les deux simultanément. On arrête la racoleuse, on l'examine ; si elle est malade, on l'emprisonne ; on ne fait rien contre l'homme provocateur, contre l'homme avariant !

Il est temps pour le bon renom de la France, pour la morale, comme pour la santé publique, il est grand temps que cet état de choses cesse ; il est indispensable de créer une police de la rue, police des plus sévères, qui n'aura pas deux poids et deux mesures, mais qui punira sans pitié toute atteinte aux bonnes mœurs, toute provocation, qu'elle soit le fait d'une femme ou celui d'un homme ;

je voudrais même qu'on fût plus sévère encore pour l'homme que pour la femme.

II

Si les préjugés sociaux, si les conventions mondaines sont de puissants démoralisateurs, c'est qu'ils sont malheureusement appuyés par une LÉGISLATION qui est presque tout entière à réformer.

En empêchant les jeunes gens, les jeunes filles, même majeurs, de disposer librement de leur personne, aux fins du mariage; en empêchant l'action judiciaire de s'exercer contre les séducteurs, en s'opposant à la recherche de la paternité; en rendant la procédure de la séparation de corps et du divorce, si longue, si pénible et, on peut le dire, si honteuse; en traitant les enfants naturels et adultérins comme de véritables parias; en n'instituant pas une police sévère de la rue; en ne sévissant pas contre les proxénètes et les souteneurs, la loi fait œuvre de démoralisation profonde : elle encourage la prostitution, l'avortement, l'infanticide; elle pousse au suicide, elle nuit à l'institution sacrée du mariage, elle contribue chaque jour directement et indirectement à la dépopulation de la France, et cette dernière considération, à défaut d'autres, serait suffisante à l'époque anxieuse et pleine de périls où nous sommes, pour exiger la refonte de notre arsenal législatif usé, démodé, défectueux et nuisible.

Je vais passer en revue, d'une façon succincte, ces diverses réformes qui s'imposent, en étudiant d'abord l'obligation où se trouvent les enfants d'obtenir pour se marier le consentement de leurs parents.

L'union formée entre un homme et une femme ne peut être vraiment morale que si elle est consentie avec joie, de part et d'autre, et si les deux conjoints gardent dans leur union leur pleine et entière liberté. Ce sont ces deux conditions qui, remplies par le mariage libre, en rendent les liens et si forts et si doux ; il y a eu sélection, de part et d'autre, et si l'homme et la femme vivent en commun, c'est parce que cela leur plaît, c'est sans nulle contrainte; sans aucune autre obligation que celle que leur inspire leur cœur et leur conscience. Inversement, on a fait du mariage légal quelque chose de tortionnaire, et il est facile de s'expliquer que nombre de célibataires n'osent s'aventurer sur une galère pareille, qu'ils fuient le mariage avec terreur, et cela pour le plus grand préjudice de la natalité et de la morale sociale.

Et, d'abord, on peut difficilement, en France, se marier suivant ses sentiments. D'après l'article 148 du Code civil, le fils qui n'a pas atteint l'âge de 25 ans, la fille qui n'a pas atteint celui de 21 ans, ne peuvent contracter mariage sans le consentement de leurs père et mère.

A défaut des parents, il faut le consentement des aïeuls et aïeules. Jugez si la sélection mutuelle de deux jeunes gens a quelque chance d'être agréée par les parents, à plus forte raison par les grands parents.

De sang refroidi, le jugement faussé par l'âge, l'égoïsme et les vilenies de l'existence, que leur importent le cœur et les grands sentiments. Ils ne voient d'ordinaire dans la vie que l'intérêt : intérêt d'argent, d'ambition ou autres... Que leur importe de faire le malheur, de causer même la mort de leurs enfants, ils tiennent avant tout à exercer la dictature que leur a conférée le législateur et dont ils tirent grande vanité : « Tu ne l'épouseras pas ! *Je ne veux pas.* »

Alors qu'arrive-t-il ? Après avoir lutté, souffert plus ou moins longtemps, les infortunés fiancés se suicident parfois ; plus souvent, la jeune fille se laisse marier au gré de ses parents, devient une mauvaise, une médiocre épouse, tandis que le jeune homme, découragé, désespéré, demande l'oubli à l'alcool, à la débauche ; prend la syphilis, la blennorrhagie... Il aurait pu être un excellent mari, un bon père de famille, la loi en fait un alcoolique, un libertin et un avarié.

Mais il y a mieux : *même après leur majorité,* hommes ou femmes ne peuvent se marier sans avoir demandé, par un acte respectueux et formel, le conseil de leurs parents et, à leur défaut, de leurs grands-parents au sujet du mariage projeté.

On retrouve là *cette négation de la liberté individuelle* qui fait du Code français un véritable code des temps barbares.

De telle sorte qu'un homme peut voter, disposer de ses biens ; comme député, comme sénateur, il peut édicter des lois ; comme juge, il peut acquitter, condamner (à mort, à la prison, aux travaux forcés), des prévenus ; et ce même homme qui fait les lois, qui dispose de la vie et de la mort, de la liberté ou de la détention de ses semblables, ne peut pas disposer de sa propre personne lorsqu'il s'agit de se marier et de fonder une famille. A ce général, à cet officier de marine, la nation confie la défense de son territoire, de son honneur et la loi ne les juge pas capables de se choisir une femme ! C'est vraiment ridicule ; il faut donc abroger les articles 148 à 158 du Code civil et modifier l'article 488 de la façon suivante : « La majorité est fixée à vingt-et-un ans accomplis ; à cet âge, on est capable de tous les actes de la vie civile (*y compris le mariage*). » Il sera permis de la sorte aux jeunes gens (à qui nous avons demandé de rester purs), de se marier de bonne heure, sans avoir à craindre, comme aujourd'hui, l'opposition de leur famille, des luttes, des refus, des brouilles. Ce sera une première affirmation *du droit à l'individualité et du droit à l'amour.*

Une autre cause, infiniment plus grave, de démoralisation de l'idée sexuelle, *c'est la difficulté qu'éprouvent les époux mal mariés à rompre les liens du mariage.* Un jeune homme et une jeune fille se marient, puis s'aperçoivent au bout de quelque temps qu'il existe entre eux une incompatibilité d'humeur absolue, qui peut aller jusqu'à la haine ; ils veulent se séparer d'un commun accord, la loi le leur défend ! — La séparation de corps ou le divorce par consentement mutuel ne sont plus admis ; il faut qu'il y ait injure grave ; si le mari est un goujat et la femme une adultère, séparation ou divorce deviennent faciles ; sinon, pas de salut : c'est la galère à perpétuité. Conclusion : le mari, exaspéré de cette situation sans issue, prend des maîtresses ; la femme, un amant ; seule, la morale ne trouve rien à prendre.

Autre cas : un des époux s'aperçoit que son conjoint le trompe, et, après discussion avec lui, demande à rompre la vie commune. Cette solution est acceptée, mais, pour des raisons de convenances, dans l'intérêt, par exemple, des enfants, le ménage voudrait rompre sans bruit, sans esclandre, sans scandale ; vain espoir, la loi est là ; elle veut du bruit, elle veut du scandale et elle ordonne une enquête. « Ce n'est pas assez pour une femme digne de respect, pour un galant homme, d'avoir cruellement souffert ; il faut qu'ils souffrent encore de tout ce qu'un procès avec enquête, débats, plaidoiries, leur apportera de dégoût et de douleur ! » (Paul et Victor Margueritte.)

Pensez-vous vraiment qu'une telle pratique soit digne, pensez-vous qu'elle soit morale ?

Autre immoralité : une femme surprise en flagrant délit d'adultère ne peut, le divorce prononcé, épouser l'amant avec qui on l'a surprise. Cet article, ai-je dit, est contraire à la morale, et en effet, car il a le très grave inconvénient de laisser le champ libre aux lovelaces, aux professionnels de l'adultère et de supprimer pour eux tout risque et toute responsabilité : ils détournent de leur devoir des malheureuses femmes, et tandis qu'elles ont à supporter plus tard les conséquences de leur faute, l'amant, le complice, le tentateur, n'est tenu à aucune réparation ; bien au contraire, la loi le lui défend... Étrange morale et singulière législation !

Il est donc à souhaiter, ainsi que l'a demandé le Congrès international féministe, tenu à Paris, en 1896 : « *Que l'article de la loi sur le divorce interdisant aux complices d'adultère de s'épouser soit purement et simplement annulé.* »

De même, aussi ne saurait-on assez appuyer le vœu du Congrès féministe de 1900, à savoir : « *Que le divorce par consentement mutuel soit autorisé, après que les époux auront exprimé par trois fois devant le tribunal civil, à trois mois d'intervalle les deux premières fois, à six pour la troisième, leur volonté expresse.* »

Car la loi actuelle du divorce n'est qu'une loi incomplète et dangereuse. La faute ne doit pas en incomber à son promoteur, M. Naquet, dont le projet était parfait ; mais à la Chambre de 1884, qui, avec une regrettable pusillanimité, l'a maladroitement tronquée.

Il faut lire les volumes d'un intérêt véritablement passionnant, qu'un éminent jurisconsulte, M. Henri Coulon, a consacré à l'étude du divorce et de la séparation de corps ; il faut lire l'éloquent réquisitoire de MM. Paul et Victor Margueritte (dans la *Revue des Revues* de décembre 1900), pour voir à quel point la législation, mal comprise et mal appliquée, peut-être une cause de démoralisation, de ridicule et de douleurs.

Mais le divorce par consentement mutuel serait-il suffisant pour assainir le mariage, pour lui donner une dignité nouvelle dont il a grand besoin? je ne le crois pas. Il se peut, par exemple, qu'un homme marié à une femme riche et désirant vivre grassement sur sa dot, refuse le divorce ; il se peut que, par esprit de vengeance, un des conjoints refuse la solution du consentement mutuel, de telle sorte que pour transformer le mariage en un pacte loyal, pour le débarrasser des turpitudes, des mensonges, des lâchetés, des ignominies qui le souillent aujourd'hui, il faut « *que le divorce, demandé par un seul, soit autorisé au bout de trois ans, quand la volonté du divorce aura été exprimée trois fois à une année d'intervalle.* » (Congrès international de la Condition et des Droits de la Femme de 1900).

Alors, mais alors seulement le mariage sera devenu non plus un boulet détesté, non plus une douloureuse tenaille mais un lien respectable et respecté, d'autant plus fort qu'il serait plus facile à briser. « Ce qui tint, dit Montesquieu, les mariages à Rome si longtemps en honneur et sûreté, feut la liberté de les rompre qui voudrait; ils gardaient mieulx leurs femmes d'autant qu'ils les pouvaient perdre; et en pleine licence du divorce; il se passa cinq cents ans et plus, avant que nul s'en servist. » (1)

(1) Pendant que ce rapport était à l'impression, MM. Paul et Victor Margueritte ont fait déposer par M. Gustave Rivet, député de l'Isère, sur le bureau de la Chambre des députés, la pétition suivante que nous tenons à reproduire, car elle résume avec autant de force que de netteté les reproches qui méritent la législation et la procédure actuelle en matière de divorce et elle montre bien leur œuvre funeste de démoralisation :

« Paris, le 20 octobre.

« Messieurs les députés,

« Le 1er décembre 1900, dans une Lettre Ouverte que la presse entière commenta, nous appelions l'attention des membres de la précédente législature, sur l'imperfection du divorce actuel.

« Deux ans d'étude ont achevé de nous convaincre de la nécessité de refondre et d'élargir la loi, avec l'adoption du divorce par consentement mutuel et par la volonté persistante d'un seul.

« Décrété en 1792 par la France républicaine. supprimé en 1816 par la réaction monarchique et religieuse, heureusement rétabli en 1884, le divorce qui, malgré son incomplète restauration, fut alors un progrès, n'est plus en accord aujourd'hui avec notre grandissant esprit de justice et de liberté. C'est un mécanisme imparfait, — déjà vieillot et rouillé.

« Le divorce n'est, en effet, obligatoirement déterminé que par deux causes : 1° le *flagrant délit d'adultère*, assez peu saisissable; 2° les cas — plutôt rares — de *condamnation à une peine afflictive et infamante*, la mort, les travaux forcés, la déportation...

« Il est facultatif, dépend de l'appréciation du mariage pour ce triple motif : *Excès, sévices, injures graves.* Inextricable et mouvant terrain ! Tout l'arbitraire de la jurisprudence... Rien de certain; le droit flotte; tribunaux et cours se contredisent : vérité à Paris, erreur à Bordeaux.

« Hors de là, le divorce est en principe refusé. On ne peut divorcer d'avec un fou, même incurable, ni d'avec un voleur. Les plus dégoûtantes infirmités, l'abandon, les dissentiments religieux si graves, l'incomptabilité d'humeur qui à elle seule empoisonne l'existence, tant de raisons si fortes ne comptent pas.

« Se heurtant aux coûteuses lenteurs de la procédure, envenimé par le duel des avoués, des avocats, livré au caprice et à la prévention des juges, le divorce, au lieu de conserver quelque dignité silencieuse à la faillite des cœurs, aboutit

A tous ceux qui demandent ces améliorations urgentes, on oppose sans cesse la question des enfants, mais croyez-vous vraiment que ce soit leur intérêt, à ces pauvres petits êtres, de grandir entre un père et une mère qui se détestent, qui se trompent, qui ont sans cesse à la bouche des paroles de haine, de mensonge ou de mépris, et ne vaudrait-il pas mieux pour eux de rester avec un seul de leurs parents, avec celui que les magistrats jugeraient le plus digne de diriger leur éducation ?

Puis encore, ainsi que le fait remarquer, si justement, M. Léon

à un triste et public scandale. Ce qui ne devrait relever que de la conscience et de la volonté libres des deux intéressés, devient le jouet de tous.

« Ainsi le mariage, dans lequel on entre à larges portes, n'a pour ceux qui y étouffent, d'autre issue qu'une grille d'égout.

« Qu'arrive-t-il ?

« Privés du consentement mutuel, seul mode de rupture honorable et logique, les plaignants frauduleusement y recourent. Pour divorcer vite, on se met d'accord ; le juge souvent ferme les yeux. Les mœurs là-dessus ont devancé la loi.

« Une loi qu'il faut tourner pour qu'on l'applique, est une loi mal faite. Une loi mal faite, il faut la refaire.

« Cette nécessité, tous ceux qui ne voient dans le mariage qu'un contrat civil, en conviendront. Et quant aux ennemis d'une réforme, à ceux que leurs principes religieux enchaînent au passé, de quel droit voudraient-ils s'opposer à l'élargissement du divorce, eux à qui on ne songe point à l'imposer ? Liberté pour tous !

« Mais le consentement mutuel est insuffisant. Il peut arriver que de deux êtres liés ensemble, l'un, par bassesse d'âme, vengeance, cupidité, haine, veuille garder l'autre, poursuivre l'exécution d'un contrat désormais privé de toute noblesse, ravalé à on ne sait quoi de sordide et de despotique. Admettrons-nous qu'au xxe siècle, alors que la Loi abolit l'esclavage, interdit les vœux éternels, une autre loi permette qu'un être reste asservi à un être, jusqu'à sa mort ou à celle de son bourreau ?

« Objectera-t-on qu'avec le divorce, par la volonté persistante d'un seul, le plus faible, la femme sera sacrifiée ?

« Mais la plupart des divorces sont réclamés par des femmes ! Et nous ne sommes ici que les interprètes du Congrès international de la Condition et des Droits des Femmes, qui, en 1900, émettait ce vœu : « *Que le divorce, demandé par un seul, soit autorisé au bout de trois ans, quand la volonté de divorcer aura été exprimée trois fois, à une année d'intervalle.* »

« Rien n'empêche le législateur, — une fois reconnu l'inviolable principe de la liberté individuelle, — d'apporter à la rupture tous les délais qui la défendront contre l'inconstance, tous les arrangements pécuniaires qui en assureront l'équité.

« Il appartient à une chambre républicaine, — en rétablissant le divorce par consentement mutuel et par la volonté persistante d'un seul, quitte à prononcer les garanties d'exécution que sa sagesse lui inspirera, — de rendre au mariage, association librement consentie, librement dénouée, une dignité que le divorce actuel compromet, et à l'individu l'exercice d'une liberté qui, de par l'essence même des lois, de par les plus légitimes aspirations humaines, est inaliénable. »

PAUL et VICTOR MARGUERITTE.

Richer (*Le Divorce*), il ne faut pas, sous prétexte du droit de l'enfant, annuler, fouler aux pieds, celui des parents. Un droit en vaut un autre, et, si l'enfant est garanti, la Société n'a rien à exiger de plus.

Enfin, qui dit mauvais mariage, dit presque fatalement ménage libre à côté du ménage légal, d'où la possibilité de la naissance d'autres enfants qui seront, eux, les pires déshérités, car ce seront des enfants adultérins que la loi ne veut pas connaître, qui seront, dès leur naissance, déchus de tout droit, et cependant, au point de vue humain, n'ont-ils pas, ceux-là, les mêmes droits que les enfants légitimes ? Il faut donc quand on discute les intérêts des enfants, tenir compte également des enfants à venir et ne pas les condamner d'avance à être les parias de la société.

Il est à noter d'autre part que la séparation de corps, que le divorce d'ordre restrictif, dont nous sommes malheureusement dotés à l'heure actuelle, ne sont pas seulement des causes de démoralisation sexuelle, mais aussi des causes de dépopulation, auxquelles on ne songe pas assez. J'ai fait le relevé, au Ministère de la Justice, des séparations de corps *prononcées* depuis 1895 jusqu'à la dernière statistique, qui est de 1900 En voici l'état :

1895. . .	1 823	séparations *prononcées*.
1896. . .	1 957	—
1897. . .	1 982	—
1898. . .	2 162	—
1899. . .	2.254	—
1900. . .	2 253	—
Total.	12 431	séparations,

intéressant par conséquent 24 862 individus ; si ces 24 862 individus ont voulu fonder une nouvelle famille et pour cela convertir leur séparation en divorce il leur a fallu attendre au moins quatre et même cinq ou six ans, Quel déficit causé à la natalité par suite de cette expectation aussi inutile que stérile ! Et pendant que la jurisprudence s'attarde à une vaine procédure, notre malheureux pays se dépeuple de jour en jour, tant et si bien, qu'en 1910, l'effectif de notre armée se trouvera, d'après la statistique du général Delanne, diminué de *trente mille hommes*. Il est indispensable, d'enrayer ce mouvement fatal de décroissance et pour cela il faut, entre autres choses, transformer la législation qui, par un formalisme suranné, empêche de se marier jeune, fait des mariages malheureux une impasse, démoralise l'idée sexuelle et, en dernier ressort, stérilise toute une partie de la nation.

Une autre réforme et des plus urgentes, s'impose, c'est celle qui assurera aide et protection à la femme *contre la séduction, contre l'abandon, contre la prostitution.*

Ainsi que l'a dit excellemment M. Gaucher (*Bulletin de la Société de Prophylaxie*, 1901, n° 4) « sur dix prostituées, il y en a au moins huit qui sont des filles séduites ou abandonnées. »

J'ai suffisamment insisté au premier chapitre de ce rapport, sur les nombreuses voies aussi blâmables que dolosives par lesquelles l'homme conduit la femme à la prostitution, pour n'avoir pas à y revenir : je veux seulement exposer ici les moyens de rémédier à ce funeste et révoltant état de choses.

Actuellement, le séducteur, (à moins qu'il n'y ait eu enlèvement), est absolument à l'abri des poursuites; la promesse de mariage, même, ne l'engage pas et est considérée comme nulle par la loi. Quel que soit le préjudice causé, la femme ne peut intenter aucune action, ni en dommages-intérêts, ni en exécution de la promesse faite, pas même si, sur la foi de cette promesse et se considérant déjà comme épouse, elle est devenue mère. (Arrêt de la Cour d'Aix, 23 février 1865, Sirey, 1866, II, 28). En vérité, c'est faire la part trop large aux mauvais instincts et à l'égoïsme masculins.

Il est cependant un article du Code civil (l'article 1382) qui délare que : « *Tout fait quelconque de l'homme qui cause à autrui un dommage oblige celui par la faute duquel il arrive à la réparer.* »

Et l'article 1383 nous apprend que : « *Chacun est responsable du dommage qu'il a causé, non seulement par son fait, mais encore par sa négligence ou par son imprudence.* »

Mais la jurisprudence, si elle veut appliquer ces articles aux justes revendications de la femme séduite, rendue mère et abandonnée, se heurte immédiatement à l'article 340 du Code civil, ainsi formulé : « *La recherche de la paternité est interdite.* »

C'est donc cet article néfaste qu'il faut tout d'abord abroger.

En 1878, un homme que l'on trouve toujours là où se mène le bon combat, j'ai nommé notre respecté vice-président, M. Béranger, déposait sur le bureau du Sénat, une proposition de loi d'apres laquelle « la recherche de la paternité devrait être autorisée, non seulement dans le cas d'enlèvement (art. 340), mais encore dans le cas de viol, de possession d'état et de séduction. » Malgré la faveur avec laquelle ce projet fut accueilli et par l'opinion publique et par la presse et par les jurisconsultes, le Sénat mal inspiré et cédant aux adjurations apeurées de M. Jules Cazot, rejeta, en 1883, le projet de M. Béranger. Mais les bonnes causes finissent toujours par s'imposer et voici que de nouveau, sur la proposition de M. Rivet, une commission a été nommée, en 1900, à la Chambre des députés, pour résoudre cette angoissante question de la recherche de la paternité, M. Viviani, rapporteur de la commission, s'est prononcé avec autant d'éloquence que d'énergie en faveur de cette recherche, dans des cas nettement déterminés qui sont à peu près les mêmes que ceux déjà formulés par M. Béranger.

Je souhaite vivement que nos législateurs de la Chambre et du Sénat, comprenant mieux les intérêts moraux et sociologiques de notre pays, édictent cette loi, qui s'impose et que réclame impérieusement la conscience publique. C'est une loi de prophylaxie sanitaire et morale au premier titre. Par elle prendra fin cette révoltante iniquité de la femme serve d'amour, toujours opprimée, n'ayant contre le despotisme lubrique de l'homme aucune défense, aucun recours; par elle seront établies de justes responsabilités, par elle sera assuré l'avenir de milliers de pauvres enfants; par elle la femme aura enfin *le droit d'être mère*.

Des lois analogues existent, d'ailleurs, en Angleterre, en Suisse (canton des Grisons, canton de Zurich). A Zurich les enfants nés avant le mariage sont connus sous le nom *d'enfants de fiancés*. Leur sort est réglé de la façon suivante, très avantageuse, par l'article 688 du Code civil du canton de Zurich :

« Abstraction faite des relations découlant de la tutelle paternelle, les enfants de fiancés jouissent de tous les droits d'enfants légitimes; et, par suite, c'est le père qui est tenu en première ligne de supporter les frais de leur entretien et de leur éducation. » Il est également tenu de payer à la mère les frais de délivrance de couches et de baptême.

En Allemagne, la loi fait rigoureusement observer la promesse de mariage; la recherche de la paternité est autorisée, le père est tenu de rembourser à la mère les frais de son accouchement ainsi que les frais d'entretien pendant les six premières semaines qui suivent; si par suite de la grossesse ou de l'accouchement d'autres dépenses deviennent nécessaires, il doit en rembourser les frais (1).

En adoptant la loi proposée par la Commission de la Chambre des députés, la France ne fera donc que suivre le bon exemple que lui ont donné les pays voisins; il est à regretter seulement que sourde aux sollicitations de tant d'honnêtes gens, de tant de bons esprits (parmi lesquels on doit une mention toute particulière à M. Gustave Rivet, député de l'Isère), il est regrettable, dis-je, que pour bien faire elle ait attendu si longtemps.

Suffit-il que *la fille et la femme mère* trouvent assistance auprès de la loi, suffit-il que la recherche de la paternité soit autorisée, pour que la morale doive se déclarer satisfaite, pour que la protection de la femme — en général — soit assurée? Je ne le crois pas et je pense avec M. le professeur Gaucher qu'à la recherche de la paternité il faut adjoindre :

1° *L'attribution à la fille déflorée des droits de l'épouse légitime;*

2° *Une sanction pécuniaire ou pénale à l'abandon d'une maîtresse par son amant.*

Je ne saurais mieux dire que notre éminent collègue, ni mieux faire que de rappeler ici les commentaires dont il fait suivre ses propositions :

« *L'attribution à la fille déflorée des droits de l'épouse légitime*, dit M. Gaucher, a déjà été demandée, à la Conférence de Bruxelles, par M. le professeur Neisser (de Breslau). Rien ne me semble plus juste. Si vous avez pris à une femme, en la trompant par des promesses ou en abusant de sa faiblesse, ce qu'elle a de plus précieux, si même vous lui avez pris ce qu'elle vous a donné volontairement par amour, vous lui avez fait perdre, en même temps, toute sa valeur matrimoniale, l'amour-propre masculin n'admettant pas qu'un autre ait eu une primeur qu'il croit lui être due. Dès lors, il n'y a même pas d'indemnité pécuniaire suffisante pour cette perte irréparable. Vous avez eu une femme vierge; elle est à vous et vous devez la garder, pour la raison très simple qu'un autre n'en voudrait plus pour épouse. Si le séducteur est un homme déjà marié, il sera considéré comme bigame et puni comme tel, sans préjudice de la responsabilité civile.

« *La sanction pécuniaire ou pénale de l'abandon d'une maîtresse*

(1) Voir, pour plus de détails, la très intéressante thèse de doctorat en Droit de M. Gabriel Vaïsse (*De l'inexécution de la promesse de mariage et de ses conséquences juridiques*, Paris, 1901).

par son amant soulèvera peut-être plus de discussions encore que la mesure précédente, et cependant, je crois qu'elle est parfaitement équitable. Une femme, même une femme antérieuremsnt déflorée, qui a vécu avec vous et que vous avez entretenue pendant un certain temps, peut à bon droit se considérer, d'après la loi naturelle, comme une sorte d'épouse. En la quittant sans assurer ses besoins, vous la jetez sur le trottoir, en proie aux hasards de nouvelles rencontres. D'une femme à moitié honnête, vous faites du coup une prostituée ».

Enfin, la législation devra être sévèrement armée *contre cet immonde troupeau de proxénètes et de souteneurs qui poussent la femme à la prostitution et l'y maintiennent*. Il y aurait, en particulier un intérêt capital, à faire tomber les souteneurs sous le coup de la loi, à laquelle ils échappent à l'heure actuelle, car non seulement ils démoralisent la femme mais encore, ainsi que le rapportait, au Congrès de Bruxelles, notre collègue M. Jullien, ils osent faire surveiller leur tribu de racoleuses par des enfants de 7 à 12 ans qui se trouvent initiés de la sorte, dès le jeune âge, aux plus ignobles pratiques et aux plus infâmes marchés.

Ce n'est pas tout; ces tristes personnages sont d'ordinaire des syphilitiques, des blennorrhagiques; imaginez toutes les infections, tous les malheurs dont ils sont l'origine! D'autre part, encore, ce sont le plus souvent des criminels : voleurs, cambrioleurs, assassins et ces bandes qui depuis plusieurs mois traitent Paris en ville conquise, cambriolent à toute heure, assomment les passants en plein jour, ces bandes dont les méfaits quotidiens couvrent Paris d'opprobre et sa police de ridicule immérité, sont composées presque exclusivement de souteneurs.

En 1895, sur la proposition de MM. Béranger et Brouardel, le Sénat a voté une loi de salubrité publique qui, par un de ses articles, condamne le souteneur *à un emprisonnement de trois mois à deux ans et à une amende de 100 à 1000 francs; les tribunaux peuvent en outre prononcer la relégation.*

Malheureusement cette loi n'a pas de sanction légale, la Chambre ne l'ayant pas discutée encore, faisant preuve par là d'une négligence vraiment bien coupable.

Le seul reproche qu'on puisse adresser au projet du Sénat c'est de ne pas être assez sévère et il en va tout autrement en Belgique où les souteneurs sont condamnés *à la détention en cellule pendant sept ans*. Ce moyen — un peu draconien peut être, — (mais qui veut la fin veut les moyens), a donné, nous disait M. le Ministre Lejeune des résultats parfaits et il serait à souhaiter qu'il fût appliqué, en France, à ces êtres abjects qui ne méritent aucune pitié.

J'estime, enfin, que le *système de la Réglementation tel qu'il est actuellement appliqué doit être abandonné* et qu'il faudrait, ainsi que MM. les professeurs Landouzy, Gaucher et moi, l'avons demandé à la Conférence de Bruxelles, *en venir au droit commun, égal pour l'homme et pour la femme, en matière de prophylaxie des maladies vénériennes*.

Telles sont les réformes que je voudrais voir s'accomplir dans notre législation pour le plus grand triomphe de la prophylaxie sanitaire et morale, pour la plus grande diminution des affections vénériennes et, certes, si les idées que je viens d'exposer avaient eu cours officiel depuis longtemps, combien de femmes seraient restées honnêtes qui sont tombées dans la prostitution, combien d'infanticides, d'avortements, de meurtres, de suicides, de contagions vénériennes auraient pu être évités. combien la France serait plus peuplée, combien d'hommes — même parmi nous, peut être — n'auraient pas au cœur en ce moment le secret remords, le souvenir poignant de l'abandon, et de la déchéance d'une ou de plusieurs femmes, pauvres créatures douces et crédules, confiantes dans leur amour et dans la parole donnée et qu'ils ont dupées, trompées, jetées au ruisseau, contagionnées même et qui véritablement méritaient mieux que cela...

III

Après la législation, une des causes les plus puissantes de démoralisation de l'idée sexuelle, en France, C'EST LA LITTÉRATURE CONTEMPORAINE. Depuis ces vingt dernières années les romanciers français semblent avoir pris pour tâche de salir, d'avilir la morale et l'idée sexuelle. Presque tous leurs romans roulent invariablement dans l'ornière de l'adultère avec cette modification, depuis quelque temps, que l'adultère se complique de saphisme et de sodomie. Voilà où nous en sommes! Je vous laisse à penser quel objet de réprobation nous devenons à l'étranger. Malheureusement, les Français ne voyagent guère et ne s'en doutent pas; pour moi, qui séjourne fréquemment et assez longtemps à l'étranger, qui vois la façon dont nous sommes appréciés, j'avoue que ce n'est pas sans un sentiment de révolte et de douleur que j'entends dire de tons côtés, même par ceux qui ont le plus de sympathie pour la France, que chez nous il n'existe aucun sentiment de vertu, que la femme française est à la disposition du premier venu et que Paris, qui dans son orgueil, peut-être excessif, s'intitule *la Ville Lumière* n'est rien de plus que *le bateau de fleurs de l'Europe*. Eh bien non! il faut le dire bien haut, nos romanciers en ont menti et, à part des exceptions qui existent chez nous comme partout ailleurs, nos femmes françaises sont autant, et plus vertueuses peut-être, que beaucoup d'autres; ce qui les fait si injustement apprécier c'est la façon dont les dépeignent les romanciers, c'est la façon dont les représentent les auteurs dramatiques, c'est-à-dire comme des femmes frivoles, sans pudeur, sans conscience, sans dignité morale.

Comment voulez-vous, alors, que les jugent les étrangers, eux qui ne pénètrent pas dans les foyers familiaux et qui ignorent quels trésors de grande honnêteté, de droiture, de fidélité profonde, renferme le cœur de la Française?

Tous ceux qui vont à l'étranger et qui prennent le temps et la peine d'observer en rappprtent à ce point de vue la même pénible et douloureuse impression et comme preuve à l'appui de ce que j'avance, je vous citerai l'important témoignage que voici :

Au mois de mars dernier, M. Gaston Deschamps, l'éminent critique littéraire, était convié à aller faire aux États-Unis une série de conférences et il écrivait ses impressions dans un remarquable article, paru dans le journal *Le Temps*, le 17 avril 1902 et que je voudrais pouvoir vous lire en entier : je me contenterai d'en citer les passages essentiels. M. Gaston Deschamps causant avec un de nos consuls, (qui réside dans une des villes les plus illustres et les plus populeuses des États-Unis), s'étonnait de la campagne de dénigrement moral engagée dans la République américaine contre la France. Le consul lui dit :

« Comment voulez-vous que nous répondions aux mercuriales de nos farouches censeurs ou simplement aux plaisanteries narquoises de nos amis? La littérature française, depuis de quinze ans, a infligé les plus cruels démentis à ceux qui entreprennent de renseigner les étrangers sur l'état véritable de la France. Si l'opinion se répand, hors de nos frontières, que les liens du mariage, en France n'existent pas, à qui la faute, sinon à cette équipe de romanciers qui travaillent spécialement dans l'adultère? Nous essayons de défendre les femmes de France contre les calomnies dont elles sont victimes. Peine perdue. On nous montre des livres français, où ces malheureuses femmes sont publiquement accusées d'infidélité, de frivolité, d'insanité, de luxure. Nous redoutons l'arrivage des nouveautés que nous envoie la librairie parisienne. C'est toujours la même chose et toujours les mêmes personnages. Le mari, l'épouse et l'inévitable amant! Oh! nos narrateurs ne se mettent pas en frais d'imagination...... Qui en a lu un seul les a tous lus, ou peu s'en faut. L'ensemble de ces narrations constitue un formidable dossier, avec lequel on instruit dans les deux mondes, le procès de la nation française. Nos écrivains, hélas! s'appliquent à bafouer, à discréditer notre pays. Rien ne résiste à leur parti pris de dénigrement. Cela ressemble à une folle gageure; ».

Et plus loin :

« Une idée fantastique se propage, à nos dépens, dans les cinq parties du monde, l'image d'un Paris festoyant, détraqué, burlesque, où les hommes et les femmes, emportés dans un vertigigineux tourbillon, rivalisent de vociférations incongrues et de gestes impudiques. Voilà où nous a conduits l'industrie, apparemment lucrative, de l'érotisme littéraire. Il est temps, grand temps de réagir contre cette légende ridicule et odieuse. Notez que cette mauvaise réputation, si injustement répandue, nuit à tous les efforts de notre activité nationale. Nous la trouvons en travers de toutes nos entreprises. Ce n'est pas exagérer le mal, je vous assure, que d'affirmer que notre commerce extérieur en souffre. »

Il ne semble malheureusement pas que les justes prostestations de notre consul et que les commentaires dont les accompagne M. Gaston Deschamps aient trouvé un écho dans la littérature contemporaine; loin de là, nous voyons la plupart de nos écrivains rivaliser d'obscénité et devenir de véritables *bousiers* de l'âme humaine! Cela ne leur suffit pas encore et ils s'ingénient par surcroît à tirer, à souiller les regards de tout venant par des titres obscènes, par des gravures inconvenantes qui s'exhibent sans vergogne en couverture de leurs ouvrages...

Et que dire de cette marée de journaux illustrés, dont les dessins feraient rougir une fille publique et qui s'étalent en toute licence aux devantures des librairies et des kiosques de journaux? Si, du moins, ils avaient la pudeur de se dissimuler! mais non, c'est ouvertement, effrontément qu'ils provoquent les regards des passants. Et si vous songez à toutes les suggestions malsaines que la vue de ces gravures, de ces titres malpropres met dans l'âme, dans la pensée des jeunes gens, des jeunes filles, des enfants; si vous songez aux conséquences épouvantables qui peuvent en résulter dans le présent et dans l'avenir, vous m'accorderez que les auteurs de pareilles obscénités sont de véritables criminels et devraient être traités comme tels. Aussi ne saurait-on assez réclamer auprès des pouvoirs constitués pour que la Ligue contre la licence des rues, que préside avec tant de courage et de fermeté, M. Bérenger, ait le droit comme les Sociétés d'utilité publique en Angleterre, *de se porter partie civile et d'exercer des poursuites dans toutes les circonstances.* Il faut intervenir énergiquement et au plus vite, car il y a dans l'extrême licence qui règne actuellement dans la rue, d'une part un grand péril de morale et de santé, et, d'autre part, au point de vue de notre bon renom et de notre action à l'étranger, un véritable péril national.

IV

Enfin, vous ai-je dit, LA RELIGION *concourt parfois de son côté, à la démoralisation de l'idée sexuelle* et je vais vous le démontrer mais, avant toute chose, je veux faire à ce propos trois déclarations :

La première c'est que je ne parlerai ici *que de la religion catholique, la seule que je connaisse bien, parce que c'est la mienne.*

La seconde *c'est que dans ce qui va suivre comme d'ailleurs dans ce qui précède, je n'entends engager que ma seule responsabilité, celle de la Société de Prophylaxie se trouvant entièrement hors de cause.*

La troisième, enfin, *c'est que je ne veux nullement parler en ennemi de la religion*, mais j'estime que c'est mal servir les intérêts mêmes de sa religion que de trouver bien tout ce qui s'y pratique et de laisser s'y implanter, y prendre racine des habitudes fâcheuses qui vont à l'encontre même de ses véritables principes.

Les ministres de la religion, sans tenir compte de la belle et grande parole : « Croissez et multipliez » ne cessent de démoraliser l'idée sexuelle, *en traitant avec autant de haine que de mépris tout ce qui touche aux fonctions, aux organes de la génération : ce sont des fonctions honteuses, ce sont des organes honteux.*

Il serait, me semble-t-il plus conforme aux principes d'une saine morale d'insister sur la grande importance de ces organes, d'inspirer le sentiment du respect et de la dignité sexuels, en enseignant que l'acte sexuel, acte de création, ne doit pas être considéré comme une simple secousse lubrique, mais comme un acte noble et important entre tous, en enseignant, enfin, que les organes génitaux, destinés à perpétuer notre race ne peuvent la perpétuer saine qu'à la condition d'être sains eux-mêmes.

D'autre part, il est dans la religion catholique un sacrement, celui de la Pénitence qui a comme corollaire obligé la confession. Eh bien, la confession est fréquemment une cause de démoralisation sexuelle. Songez, en effet, que l'on envoie au confessionnal des enfants de dix, neuf, huit, sept, et même cinq ans; songez que le prêtre leur pose des questions ambiguës, souvent déplacées, troublantes, qui les font chercher, réfléchir et les suggestionnent d'une façon malsaine, heureux quand elles ne les renseignent pas d'une façon trop précise. Je sais bien qu'il est des prêtres qui ont à ce point de vue un tact admirable, mais tous sont loin d'avoir la délicatesse et le doigté nécessaires en pareille matière et (j'en appelle aux souvenirs de mes coréligionnaires), c'est souvent au confessionnal, à l'occasion de la première communion, que nous avons puisé lespremières notions d'impureté; tel du moins a été mon cas et celui de plusieurs de mes amis que j'ai interrogés à cet égard. J'ai questionné, sur ce même sujet, un grand nombre de mères de famille ; beaucoup m'ont vivement engagé à faire campagne, au nom de la prophylaxie morale, contre la façon peu convenable dont certains prêtres interrogent les enfants et tout particulièrement les jeunes filles (1).

(1) Voici, en effet, des questions posées à une fillette de 11 ans :

— *Quand vous êtes couchée, mon enfant, où mettez-vous vos mains?*

— *Est-ce que vous aimez à vous regarder le corps? Est-ce que vous le touchez? Où çà?*

Et vous voyez immédiatement, à la suite de cet interrogatoire, naître dans l'esprit de l'enfant tout un monde de suggestions impures.

A une autre de 12 ans :

— *Éprouvez-vous du plaisir à jouer avec les petits garçons?*

— *Mais oui*, répond la fillette, qui est très vigoureuse et très sportive.

Ne croyez pas que ces genres d'interrogatoires soient rares. Vous les ignorez, vous, pères de famille, parce que vous ne demandez pas à vos filles ce qui s'est passé au confessionnal et qu'elles-mêmes, par pudeur, n'osent pas vous en parler, mais c'est fréquent et comment pourrait-il en être autrement puisque le révérend René Louvel, supérieur du séminaire de Séez et vicaire général de l'évêché d'Évreux, parlant, dans son *Traité de la chasteté*, de la manière d'interroger les jeunes filles pubères, conseille le questionnaire suivant :

« Avez-vous permis qu'on vous donnât des baisers, qu'on vous prît dans les bras? Vous êtes-vous laissée toucher? En quel endroit? Au bas du corps? Aux parties honteuses? Légèrement ou de manière à en éprouver du plaisir? Par-dessus ou par-dessous vos vêtements? »

J'estime qu'une jeune fille, si pure soit-elle, qui a subi un interrogatoire de ce genre est, qu'on me passe l'expression, complètement *dépudorée et que la confession a été dans ce cas, un acte de démoralisation sexuelle au premier chef.*

Au lieu d'une jeune fille, s'agit-il d'une femme, le questionnaire devient encore plus impudique, le prêtre s'arrogeant le droit de réglementer les rapports qui peuvent exister entre maris et femmes et entrant dans de tels détails que vraiment, Messieurs, j'aurais honte de les répéter devant vous.

Parfois, même, les confesseurs utilisent l'acte sexuel au profit de leurs ambitions et de leurs tendances politiques. Et, à ce point de vue, les enquêtes faites au sujet de certaines élections, particulièrement en Bretagne, ont été aussi démonstratives que peu édifiantes.

— *Eh bien, dites-moi, mon enfant, quel espèce de plaisir éprouvez-vous ?*

Voilà encore, pour cette question malsaine et déplacée le mauvais éveil donné à une petite imagination, restée jusque-là très pure, tellement que la fillette cherche, s'inquiète et finit par demander, deux jours après à sa mère stupéfaite, quel espèce de plaisir elle doit éprouver à jouer avec les petits garçons.

Je vais vous citer maintenant des questions posées à une jeune fille de 16 ans :

D. — *Êtes-vous allée au bal cet hiver ?*

R. — *Oui, mon père.*

D. — *Est-ce que vous avez éprouvé du plaisir à vous sentir dans les bras d'un homme ?*

R. — *Je ne saurais vous dire, mon père.*

D. — *Est-ce que vos danseurs vous ont touché les seins ?*

R. — *Oh ! mon père*, s'écrie la jeune fille suffoquée

D. — *Et ailleurs, mon enfant?* continue le confesseur...

C'est ainsi que l'enquête, concernant l'élection de M. l'abbé Gayraud, en 1897, et dont M. Fernand Rabier était rapporteur, a prouvé que les prêtres bretons emploient comme moyen de faire voter les électeurs, pour le candidat de leur choix, le refus des faveurs conjugales. « Enfin, Messieurs, disait l'honorable M. Rabier à la tribune de la Chambre, il faut que je vous indique l'argument irrésistible; j'en demande pardon à M. Béranger, mais voici ce que certains prêtres disaient aux femmes : « Vous avez un moyen de punir votre mari, s'il vote mal : Tournez-lui le dos ce soir! »

Dans d'autres élections le même fait a été relevé, et au Sénat, dans l'enquête où M. Xavier Blanc était rapporteur, M. Hamon a raconté que s'étant refusé à faire campagne pour le candidat des prêtres, il ne pouvait plus, de ce jour, avoir de rapports avec sa femme par suite des prescriptions du clergé.

Tous ces détails, vous les trouverez *dans le Journal Officiel du 7 juillet 1897.*

Ce n'est pas seulement par le confessionnal que le clergé se laisse aller trop souvent à démoraliser l'idée sexuelle mais encore par certaines de ses publications et cela dans le but d'amasser de l'argent pour les caisses religieuses. Je n'en veux pour preuve que cet article paru dans le *Bulletin de l'Œuvre du Vœu national au Sacré-Cœur de Jésus* (*supplément de décembre 1900*), et où l'auteur engage les jeunes filles à quêter pour la basilique de la manière suivante :

« Je fais appel, dit-il, aux jeunes filles; je viens les conjurer de ne pas enfouir le trésor immense qu'elles ont en leur possession, trésor incalculable. La jeunesse répand autour d'elle un charme dont la puissance est irrésistible. Réfléchissez un peu, et vous vous apercevrez aisément qu'à un moment précis tout est pour vous.

« Votre puissance, presque inimaginable, n'est qu'une puissance éphémère; à l'œuvre donc, pendant que vous la tenez; profitez du talent que vous confie le Seigneur.

« Venez Mesdemoiselles, apporter votre concours aux vieux... Venez à nous, mes enfants, nous nous efforcerons de vous montrer comme il est doux de travailler pour le bon Dieu. Jeunes filles, n'ayez crainte, les vieillards aiment tant la jeunesse! Venez; peut-être tomberons-nous d'accord sur la manière de vaincre toutes les objections et sur la façon de surmonter toutes les difficultés! Oser! tout est là.

« Oh ! Mesdemoiselles, je vous entends me dire : « Je n'oserai jamais », et pourtant, si vous ne faites rien, le succès ne viendra pas tout seul. Osez donc, Mesdemoiselles ! Attaquez les vieux, ils subiront votre charme. »

Je vous le demande, en toute sincérité, Messieurs : *de quel nom qualifier l'acte du prêtre qui subordonne les rapports sexuels de ses pénitentes à un profit électoral ?*

De quel nom qualifier l'acte de ce rédacteur du Bulletin du Vœu national *qui, pour remplir la caisse de l'Œuvre, engage les jeunes filles à utiliser leurs charmes, qui les excite, qui les lance à l'attaque des vieillards, dans un but de profit pécuniaire ?*

De quel nom les qualifier ? Vous avez déjà répondu et je n'y insisterai pas, si ce n'est pour répéter *que ce sont là des actes de haute démoralisation de l'idée sexuelle* et ceux-là, comme les autres, peuvent avoir pour conséquence une infection vénérienne. Supposez, en effet, ces maris bretons auxquels leurs femmes refusent obstinément le devoir conjugal, par ordre du clergé : n'est-il pas admissible qu'ils puissent aller, dans un moment de colère et de dépit, porter ailleurs leur offrande génitale et revenir avec le germe de la syphilis ou de la blennorrhagie ?

Encore une fois, je parle ici, et j'y insiste, *non pas en ennemi, mais en hygiéniste de la religion;* je parle sans autre souci, sans autre parti pris que celui de la morale et de la prophylaxie sanitaire; si la prophylaxie sanitaire, si la morale ne sont pas toujours d'accord avec la religion, c'est tant pis pour cette dernière, et il est indispensable, dans son intérêt, qu'elle modifie ses pratiques.

Je tiens d'autant plus à souligner le *désaccord actuel* de certaines tendances, de certaines pratiques religieuses avec les principes fondamentaux de la morale, particulièrement de la morale sexuelle, qu'il en est, comme notre honorable collègue M. Dufresne, qui ne demandent rien moins que de recourir, surtout et avant tout, à la religion, pour lutter contre la démoralisation. A cela, on peut et on doit répondre : Certes, étant donnée la mentalité actuelle des masses, la religion peut jouer un rôle considérable et nous aider de la façon la plus efficace pour lutter contre la démoralisation sexuelle; mais, pour cela, il faut qu'elle se soit transformée, il faut qu'elle se soit assainie, sinon elle donnera dans le présent d'aussi stériles résultats que ceux qu'elle a donnés dans le passé et, s'il est nécessaire de prendre des exemples, les époques où l'esprit religieux était prépondérant, tout puissant, telles que les règnes de Louis XIV et de Louis XV, ne furent-elles pas les époques de la plus abominable démoralisation de l'idée sexuelle?

Messieurs, j'en ai fini et je résume mes conclusions :

Pour moraliser l'idée sexuelle, pour diminuer le nombre des infections vénériennes, pour assainir le mariage, pour combattre la prostitution et l'infanticide, pour s'opposer enfin à la dépopulation sans cesse croissante de notre pays, il faut recourir aux mesures suivantes; il en est grand temps :

1° Abroger les articles 148 à 158 du Code civil stipulant l'obligation d'avoir, aux fins du mariage, le consentement de ses parents ou grands-parents;

2° Modifier l'article 488 de la manière suivante :

La majorité est fixée à 21 ans accomplis ; à cet âge, on est capable de tous les actes de la vie civile (y compris le mariage).

3° Instituer une législation plus libérale du divorce.

Le divorce par consentement mutuel sera autorisé après que les époux auront exprimé par trois fois, devant le tribunal civil (à trois mois d'intervalle les deux premières fois, à six pour la troisième), leur volonté expresse ;

4° *Le divorce, par la volonté d'un seul, sera autorisé au bout de trois ans, quand la volonté de divorcer aura été exprimée trois fois, à une année d'intervalle :*

5° *L'article de la loi sur le divorce interdisant aux complices d'adultère de s'épouser sera annulé ;*

6° *La recherche de la paternité sera autorisée ;*

7° *On abrogera les lois qui établissent actuellement l'infériorité civile de la femme et des enfants naturels ou adultérins ;*

8° *Les droits d'épouse légitime seront attribués à la fille déflorée ;*

9° *L'abandon d'une maîtresse par son amant sera passible d'une sanction pécuniaire ou pénale ;*

10° *Les proxénètes et les souteneurs seront poursuivis et sévèrement punis ;*

11° *Le régime de la Réglementation, tel qu'il est actuellement appliqué, sera abandonné et en matière de prophylaxie des maladies vénériennes on en viendra au droit commun, égal pour l'homme et pour la femme ;*

12° *La Ligue contre la licence des rues aura le droit de se porter partie civile et d'exercer des poursuites dans toutes les circonstances ;*

13° *La police aura le devoir de protéger la femme dans la rue et dans les lieux publics ; elle devra punir sévèrement toute atteinte aux bonnes mœurs, toute provocation, aussi bien si elle est le fait d'un homme que si elle est le fait d'une femme.*

En ce qui concerne *la religion*, je sais bien que nous n'avons, nous laïques, aucun pouvoir de modifier quoi que ce soit ; me sera-t-il permis, cependant, de formuler un vœu dans son intérêt même ? Ce vœu c'est que les confesseurs mettent plus de discrétion dans leur interrogatoire en ce qui touche aux choses sexuelles, c'est qu'ils renoncent à s'immiscer dans la vie génitale des époux, c'est qu'enfin ils s'abstiennent d'utiliser l'acte sexuel aux fins d'un profit soit politique, soit pécuniaire.

Admettons même que les faits que j'ai rapportés soient des exceptions ; ces exceptions sont déjà de trop et ne peuvent contribuer qu'à déconsidérer la religion et à diminuer sa puissance morale.

C'est donc, en définitive, en combattant les préjugés sociaux et les conventions mondaines, en ne craignant pas de stigmatiser l'immoralité *partout* où nous la trouvons ; c'est en modifiant la législation, la police de la rue, comme je viens de l'indiquer, c'est en appelant à notre aide une religion plus parfaite (car tout ministère exercé par les hommes est perfectible) ; c'est par ces moyens, dis-je, Messieurs, que nous parviendrons, j'en suis certain, à moraliser l'idée sexuelle, aussi bien chez l'individu, quel que soit son rang, que dans les milieux familiaux, ouvriers ou autres ; aussi bien dans la maison que dans la rue ; et, croyez-moi, lorsque l'idée sexuelle sera moralisée, la bataille que nous avons engagée contre le péril vénérien sera aux trois quarts gagnée.

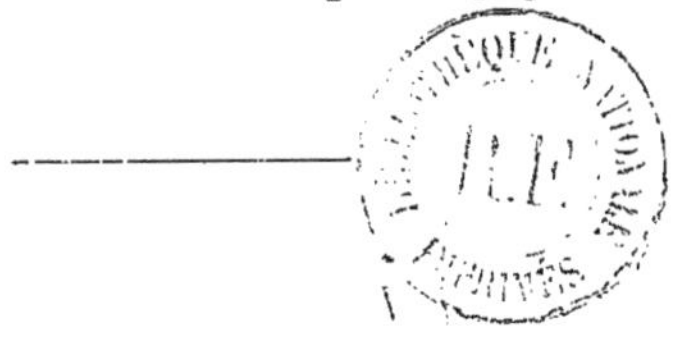

Paris. — Typ. Philippe Renouard, 19, rue des Saints-Pères. — 42731.

www.ingramcontent.com/pod-product-compliance
Ingram Content Group UK Ltd.
Pitfield, Milton Keynes, MK11 3LW, UK
UKHW020403250726
13967UKWH00005B/2438